기억력 강화를 위한

시니어 컬러링북
꽃 피우다

시니어인지능력개발원 구성 / 강우권 그림
조비룡 추천(서울대학교 의과대학 노화연구소 교수)

효리원
hyoreewon.com

추천사

2009년 유엔 보고서에 흥미로운 내용이 실렸습니다. 인간의 평균 수명에 대한 전망이었습니다. 평균 수명이 80세를 넘는 국가가 2000년에는 6개국에 불과하지만, 향후 20년이 지난 2020년에는 31개국으로 급증할 것이라는 예상이었습니다. 그러면서 100세 삶이 보편화되는 이 시대를 '100세 시대'라고 정의했습니다.

유엔의 예상대로 우리의 기대 수명은 점점 늘어나, 바야흐로 100세 시대에 살고 있습니다. 하지만 질병의 고통 속에 단순히 오래 사는 것은 큰 의미가 없을 것입니다. 그보다는 건강하게 오래 사는 것이 더 중요합니다.

나이가 들수록 우리 몸의 기능은 점점 떨어지고 쇠약해집니다. 그와 더불어 인지 기능도 점점 약해져 치매에 이르기도 합니다. 최근 우리나라도 고령화에 따른 치매 환자가 급증하고 있어 치매 예방에 대한 사회적 관심이 커지고 있습니다.

치매를 예방하기 위해서는 인지 기능을 유지해야 하는데, 이를 위해서는 건강한 식생활과 생활 습관, 적당한 운동과 꾸준한 취미 활동이 필요합니다. 그중 취미 활동은 두뇌 활동을 촉진하여 뇌세포를 활성화하는 데 아주 중요한 역할을 합니다.

취미 활동은 여러 가지가 있지만, 그중 컬러링은 노인들이 쉽고 간편하게 할 수 있는 아주 유용한 활동입니다.

컬러링을 할 때는 먼저 선으로 이루어진 밑그림 위에 어떤 색깔로 색칠을 할지 고민을 하며 색을 고릅니다. 그 후 손가락과 손목의 소근육을 이용해서 밑그림에 색칠을 합니다.

노인에게 컬러링이 좋은 점은 바로 이 점, 소근육을 사용한다는 점입니다. 소근육을 사용하면 뇌의 신경 세포가 자극을 받아 뇌세포가 활발해집니다. 그러면 자연스럽게 두뇌가 발달하여 인지 기능이 향상되지요.

또 하나 컬러링을 하면 좋은 점은, 노인이 되면 찾아오는 상실로 인한 우울감을 떨치는 데 도움을 받을 수 있다는 점입니다. 노인이 되면 몸의 움직임과 인지 기능의 저하로 위축되기 쉽습니다. 하지만 컬러링을 하면 마음이 안정되고, 색칠을 다 했을 때 만족감과 성취감, 자신감이 충만하게 되어 자기 자신에 대해 긍정적인 생각을 하게 됩니다.

이처럼 뇌세포를 활성화시켜 인지 기능을 향상시키고 노인성 우울감 탈피에도 도움을 주는 컬러링은 시간과 장소, 비용 등 그 무엇도 부담이 되지 않는 취미 활동입니다.

이에 지금 100세 시대를 누리고 있는 시니어를 비롯하여 앞으로 100세 시대를 누릴 우리 모두에게 『기억력 강화를 위한 시니어 컬러링북 꽃, 피우다』를 추천합니다.

서울대학교 의과대학 노화연구소 교수 조비룡

색칠의 기본 재료와 방법

보통 색칠을 하는 재료는 색연필, 물감, 파스텔 등이 있습니다. 색연필은 여러 가지 색깔이 나게 만든 연필로 쉽고 간편하게 색칠을 할 수 있습니다. 물감은 색소와 고착제를 섞어서 만든 것으로, 물을 섞어 붓으로 색칠을 합니다. 물로 밝기를 조절하기 때문에 밝은 느낌을 줍니다. 파스텔은 빛깔이 있는 가루 원료를 길쭉하게 굳힌 크레용으로, 은은하고 부드러운 느낌을 주지만 가루가 날리는 단점이 있습니다.

기본적으로 색칠을 할 때는 연한 색을 먼저 칠한 뒤 점차 진한 색을 칠합니다. 또한 햇빛을 받는 밝은 부분은 연하게, 어두운 부분은 진하게 칠해서 입체감을 살립니다.

『기억력 강화를 위한 시니어 컬러링북 꽃, **피우다**』는 색칠 재료 중 물감을 이용한 수채화입니다. 이에 수채화 채색의 기본 방법을 간단히 소개합니다.

수채화 채색의 기본 방법

두 가지 색으로 그러데이션하기

그러데이션 : 색칠에서 한쪽을 짙게 하고 다른 쪽으로 갈수록 점점 옅어지게 하는 일.

❶ 물감을 바른다.
❷ 앞서 칠한 물감이 마르기 전에 다음 물감을 칠해서 부드럽게 그러데이션이 되게 한다.

젖은 칠 닦아 내기

❶ 물감을 바른다.
❷ 칠한 물감이 마르기 전에 물기를 제거한 붓으로 물감을 닦아 내면서 종이색이 드러나게 한다.

마른 종이 위에 마른 붓질하기

❶ 종이에 물감을 바른다.
❷ 물감이 마른 후 물기를 제거하고 넓게 펼친 붓에 물감을 살짝 묻혀서 스치듯이 칠한다.

젖은 종이에 칠하기

❶ 종이에 맑은 물을 펴 바른다.
❷ 종이가 젖어 있을 때 물감을 칠해서 부드럽게 번지게 한다.

이 책의 색칠 방법

- 이 책은 물감을 이용한 수채화 그림이지만, 수채화가 아니더라도 괜찮습니다. 자신이 원하는 재료를 선택하여 색칠을 하면 됩니다.
- 책의 왼쪽 편에 완성된 꽃 그림이 있습니다. 꽃잎, 줄기, 잎사귀의 모양과 색깔 등을 살펴봅니다.
- 책의 오른쪽 편에 있는 밑그림에 색을 칠하기 시작합니다. 먼저 꽃잎의 넓은 부분에 연한 색을 칠합니다. 색깔은 왼쪽 편 그림과 똑같지 않아도 됩니다. 자신이 좋아하는 색으로 칠해도 됩니다.
- 어두운 부분을 진하게 칠해서 입체감을 줍니다.
- 줄기와 잎사귀도 꽃잎을 칠할 때와 같은 방법으로 색칠을 합니다.

수채화 채색의 예

꽃잎 색칠하기

❶ 먼저 물칠을 한다. 종이가 젖은 상태에서 두 가지 색 물감을 칠하여 자연스럽게 그러데이션이 되게 한다.

❷ 종이가 마른 후 꽃의 어두운 그림자 부분을 진하게 칠한다.

❸ 어두운 부분을 더 진하게 칠하여 입체감을 준 뒤 꽃잎의 잎맥을 묘사한다.

잎사귀 색칠하기

❶ 먼저 물칠을 한다. 종이가 젖은 상태에서 잎의 밝은 부분은 남기고 어두운 부분을 진하게 칠하여 자연스럽게 번지게 한다.

❷ 종이가 마른 후 잎맥의 어두운 부분을 진하게 칠한다.

❸ 잎맥의 밝은 라인을 살려가며 잎맥의 올록볼록한 입체감을 진한 물감으로 어둡게 묘사한다.

줄기 색칠하기

 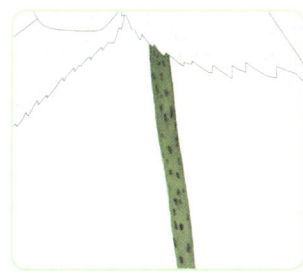

❶ 물감을 칠한다.

❷ 줄기의 가장자리는 진하게, 가운데는 밝게 칠한다.

❸ 줄기의 가장자리를 좀 더 진하게 칠한 후 무늬를 찍는다.

 ## 차례

추천사 · 4
색칠의 기본 재료와 방법 · 6
이 책의 색칠 방법 · 7
기본 선 긋기 · 10
기본 도형 그리기 · 11

 매화 · 12
 백합 · 14
 동백꽃 · 16

 무궁화 · 18
 해바라기 · 20
 금낭화 · 26
 국화 · 28
 연꽃 · 30
 장미 · 32

 수국 · 34
 작약 · 36
 채송화 · 40
 진달래 · 42
 튤립 · 44
 수선화 · 46

 카네이션 · 48
 나팔꽃 · 52
 개나리 · 54
 과꽃 · 56
 금잔화 · 58
 도라지꽃 · 60

 팬지 · 64
 목련 · 66
 제비꽃 · 68
 백일홍 · 70
 코스모스 · 72
 민들레 · 74

기억력 강화 훈련 게임

숨은 꽃 찾기 · 22 / 다른 꽃 찾기 · 24 / 반쪽 꽃 찾기 · 38 / 다른 꽃 찾기 · 39 / 같은 꽃 찾기 · 50
같은 꽃 찾기 · 62 / 미로 찾기 · 63 / 꽃 개수 세기 · 76

기억력 강화 훈련 게임 정답 · 78

기억력 강화를 위한
꽃
색칠하기

기본 선 긋기

색칠을 하기 전 소근육 운동을 위해 다양한 모양의 선을 따라 그려 보세요.

기본 도형 그리기

색칠을 하기 전 소근육 운동을 위해 다양한 모양의 도형을 따라 그려 보세요.

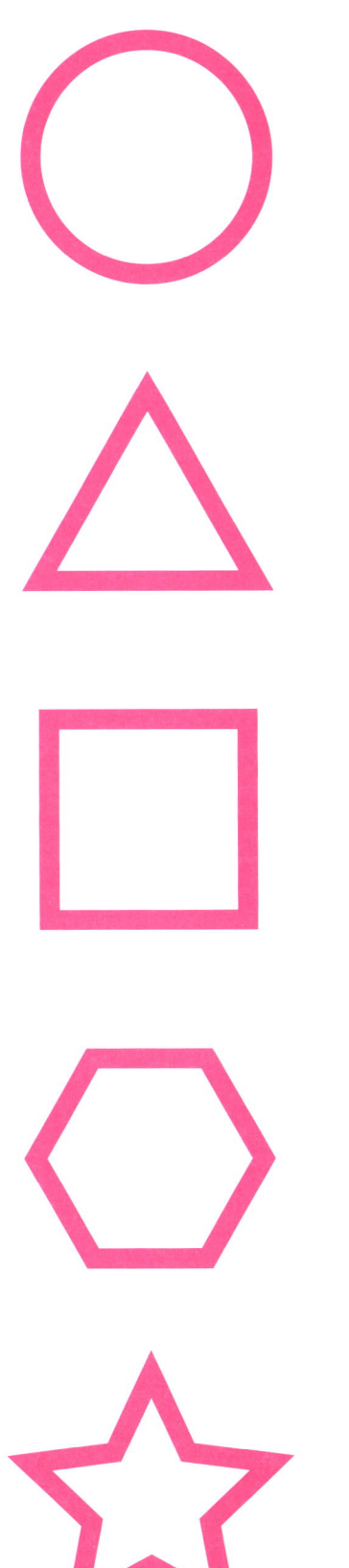

매화

봄을 가장 먼저 알려 주는 꽃. 아직은 바람이 찬 2~3월에 흰색, 또는 붉은색의 꽃이 잎보다 먼저 핀다. 열매는 신맛이 나는 매실.
꽃말 기품 · 고결한 마음 · 결백 · 인내.

백합

꽃잎이 크고 향기가 좋은 꽃. 5~6월경에 줄기 끝에서 꽃부리가 6개로 갈라진 꽃이 핀다.

꽃말 노란 백합은 유쾌함, 흰 백합은 순결·영원한 사랑.

동백꽃

공기가 찬 11월부터 해를 넘겨 3월까지 피는 겨울 꽃.
꿀 양이 많아서 동박새가 가장 좋아하는 꽃이다.
꽃말 애타는 사랑 · 누구보다 그대를 사랑합니다 · 열정.

무궁화

추위에 강한 꽃. 7~10월에 흰색, 연분홍색, 분홍색의 꽃이 핀다. 꽃의 밑동에 붉은색의 무늬가 있다.

꽃말 끈기 · 섬세한 아름다움.

해바라기

키가 2미터나 되는 꽃. 8~9월에 피는데, 보통 지름이 8~60센티미터 정도 된다.
꽃말 숭배 · 충성심 · 기다림 · 일편단심.

기억력 강화 훈련 게임

숨은 꽃 찾기

꽃밭에 예쁜 꽃이 활짝 피었어요.
숨은 꽃을 찾아 동그라미를 해 보세요.

()

숨은 꽃

23

기억력 강화 훈련 게임
다른 꽃 찾기

예쁜 꽃들 중에 다른 꽃이 있어요.
가로줄마다 다른 꽃을 찾아 동그라미를 해 보세요.

금낭화

줄기 끝에 주렁주렁 달리는 주머니 모양의 담홍색 꽃.
5~6월에 산지나 계곡에서 볼 수 있다.

꽃말 당신을 따르겠습니다 · 순종 · 겸손.

국화

가을을 대표하는 꽃. 9~11월에 노란색, 빨간색, 보라색, 흰색 등 품종에 따라 크기나 모양이 다른 꽃이 핀다.

꽃말 빨간 국화는 진실, 노란 국화는 짝사랑·실망, 하얀 국화는 성실·진실.

29

연꽃

진흙 속에서 피는 고귀한 꽃. 7~8월에 붉은색 또는 흰색의 꽃이 핀다. 땅속줄기는 연근.

꽃말 청결 · 신성 · 배신.

장미

꽃 중의 꽃. 5~6월에 짙은 향기를 풍기며 빨간색, 분홍색, 노란색, 흰색 따위의 꽃이 핀다.

꽃말 빨간 장미는 열렬한 사랑, 분홍 장미는 감사 · 행복 · 믿음 · 맹세, 노란 장미는 우정 · 영원한 사랑, 하얀 장미는 순결함 · 청순함.

수국

6~7월에 보라, 또는 흰색의 꽃이 둥글게 뭉쳐서 피어난다.
일본에서 개발되어 서양으로 간 꽃.
꽃말 냉정·거만·변덕·냉담·고집.

작약

5~6월에 탐스럽게 피는 꽃으로, 꽃송이 하나의 지름이 10센티미터나 되는 큰 송이의 꽃이다.
꽃말 부끄러움.

기억력 강화 훈련 게임

반쪽 꽃 찾기

어떤 꽃일까요?
나머지 부분을 찾아 선으로 이어 보세요.

기억력 강화 훈련 게임

다른 꽃 찾기

아름다운 매화가 활짝 피었어요.
다른 모양의 매화를 한 송이 찾아 동그라미를 해 보세요.

채송화

한 번 심으면 종자가 떨어져 매년 자라는 꽃.
7~10월에 낮에 피었다가 오후 2시경이면 시든다.
꽃말 순진 · 천진난만 · 가련함.

진달래

봄꽃의 대명사. 4월이면 산과 들에
연분홍색 꽃이 잎보다 먼저 피어 봄소식을 알린다.
꽃말 사랑의 기쁨.

튤립

4~5월에 곧게 선 줄기 끝에 종모양으로 피는 꽃.
꽃잎은 옆으로 퍼지지 않고 위로 살짝 벌어지듯 핀다.
꽃말 사랑의 고백 · 매혹 · 영원한 애정 · 경솔.

수선화

12~3월에 노란색 또는 흰색으로 피는 꽃. 그리스 신화에 나오는 아름다운 청년 나르시스의 이름에서 유래.

꽃말 자기주의 · 자기애.

카네이션

어머니에 대한 사랑을 상징하는 꽃. 7~8월에 붉은색, 흰색의 겹꽃이 가지 끝과 잎겨드랑이에 핀다.
꽃말 모정 · 사랑 · 부인의 애정.

기억력 강화 훈련 게임
같은 꽃 찾기

같은 꽃 찾기

예쁜 꽃들 중에 같은 꽃이 있어요.
같은 꽃 두 송이를 찾아 동그라미를 해 보세요.

나팔꽃

덩굴져 감아 올라가는 나팔 모양 꽃. 7~8월에 아침이면 꽃을 활짝 피우고, 저녁이면 꽃잎을 오므린다.

꽃말 덧없는 사랑 · 기쁜 소식 · 내일도 상쾌하게 · 당신에게 얽매이다.

개나리

봄을 알리는 꽃. 강한 생명력과 번식력을 지녔다.
4월에 노란 꽃이 폈다 지면 초록색 잎이 난다.
꽃말 희망 · 깊은 정 · 이른 봄의 감격 · 달성.

과꽃

전국 어디서나 볼 수 있는 국화과의 한해살이 꽃.
7~9월의 시골 길가나 산기슭, 시냇가에 흔하게 핀다.
꽃말 믿음직한 사랑 · 추억 · 변화.

금잔화

조금은 악취가 나는 듯한 독특한 향기의 꽃. 6~9월에 핀다.
목욕제로 사용하면 피부가 젊어지는 효과가 있다.
꽃말 이별의 슬픔 · 비탄 · 실망 · 비애.

도라지꽃

끝이 5개로 갈라져 별처럼 보이는, 퍼진 종 모양의 꽃.
여름이 한창인 7~8월에 흰색 또는 보라색의 꽃이 핀다.
꽃말 영원한 사랑.

기억력 강화 훈련 게임

같은 꽃 찾기

같은 꽃은 어디에 있을까요?
연필로 선을 그으며 길을 따라가 보세요.

기억력 강화 훈련 게임

미로 찾기

꿀벌이 장미꽃이 피어 있는 곳을 가려고 해요. 어느 길로 가야 할까요?
연필로 선을 그으며 길을 따라가 보세요.

팬지

키가 작아 화단에 많이 심는 꽃. 추위에 강하고 더위에 약하다.
4~5월에 흰색·노란색·자주색·오렌지색의 꽃이 핀다.

꽃말 쾌활한 마음·나를 생각해 주세요.

목련

3~4월에 잎보다 먼저 피는 꽃. 자주색 꽃이 피는 자목련과 흰색 꽃이 피는 백목련을 통틀어서 목련이라고 부른다.

꽃말 고귀함.

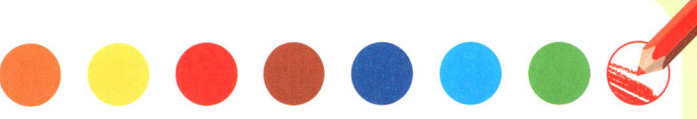

제비꽃

4~5월에 들이나 산의 양지에서 흔하게 볼 수 있는 꽃.
잎은 줄기 없이 뿌리에서 바로 돋아나 비스듬히 퍼진다.
꽃말 겸손·성실·사랑.

69

백일홍

꽃이 100일 동안 붉게 핀다고 해서 백일홍.
6~10월에 긴 꽃대 끝에 많은 꽃이 둥글게 뭉쳐 붙어서 핀다.
꽃말 빨간색 백일홍은 인연·그리움, 주황색은 헌신, 하얀색은 순결, 노란색은 사랑하는 사람을 잊지 않겠다는 마음.

코스모스

청초한 아름다움의 대명사. 키가 크고 줄기가 얇아 바람에 하늘거린다. 6~10월에 흰색·분홍색·자주색 꽃이 핀다.

꽃말 소녀의 순결·순정.

민들레

4~5월에 꽃자루 끝에 한 송이씩 피는 꽃. 크기가 작은 씨는 흰 갓털이 있어 바람에 날려 멀리 퍼진다.

꽃말 노란 민들레는 행복·감사하는 마음, 하얀 민들레는 내 사랑을 그대에게 드려요.

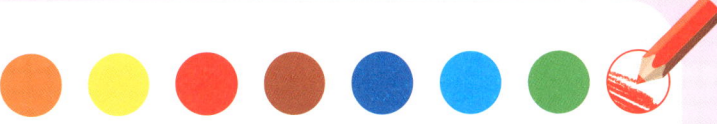

기억력 강화 훈련 게임
꽃 개수 세기

오른쪽에 제시된 꽃마다 개수를 센 뒤 네모 안에 그 수를 써 보세요.

기억력 강화 훈련 게임 정답

22~23쪽

24~25쪽

38~39쪽

50~51쪽

62~63쪽

76~77쪽